PRIX : **10** CENTIMES

NOUVEAU

TRAITEMENT DE LA HERNIE

(Traitements Curatif et Prophylactique)

PAR

LES AGENTS PHYSIQUES

Gymnastique Médicale, Hydrothérapie, etc.

PARIS

IMPRIMERIE P. DUBREUIL

18, Rue Clauzel, 18

1900

NOUVEAU

TRAITEMENT DE LA HERNIE

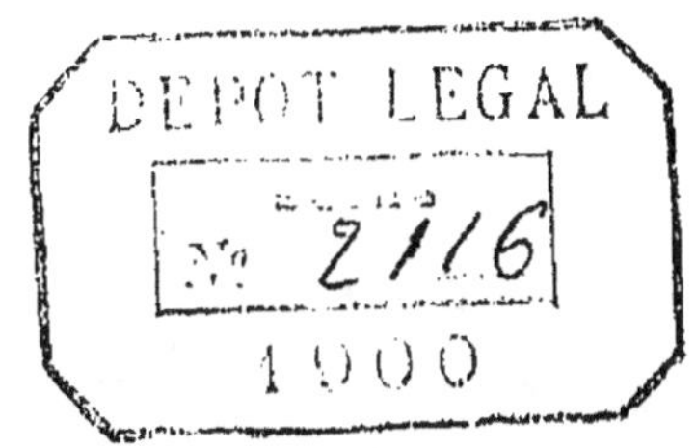

(Traitements Curatif et Prophylactique)

PAR

LES AGENTS PHYSIQUES

Gymnastique Médicale, Hydrothérapie, etc.

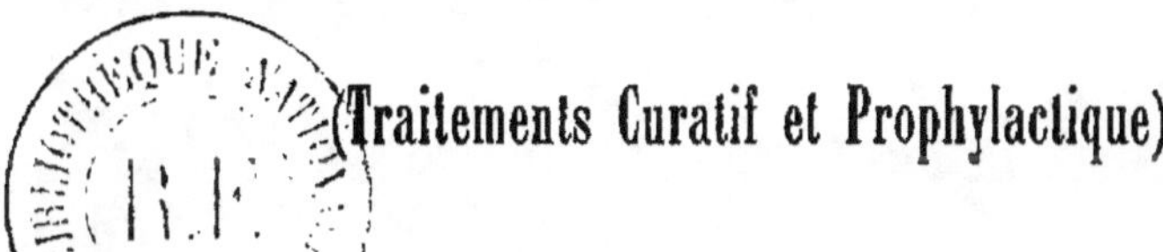

INTRODUCTION

L'idée d'employer le mouvement et l'hydrothérapie dans le but d'obtenir la cure radicale de la hernie, et particulièrement de la hernie inguinale, n'est pas neuve.

Plusieurs applications de ce mode de traitement ont été faites, ces dernières années, dans les pays de langue allemande, où la gymnastique médicale et l'emploi de l'eau, basés sur la physiologie et l'expérimentation, ont pris un très grand développement en apportant à l'hygiène individuelle et à la thérapeutique des maladies chroniques un appoint des plus considérables.

Des hommes tels que Oertel, Schreber, Rikli, Kneipp, Stendel (qu'il ne faut pas confondre avec un Kuhne et un Bilz), se sont occupés de ces procédés de médication, quelques-uns en les adaptant spécialement à la hernie, et ils ont presque toujours réussi à guérir radicalement cette infirmité gênante.

Stendel, Nitzsche et une femme, médecin très distingué, Maria Voigt, ont relaté plusieurs cas de cure radicale obtenus après une période de traitement exceptionnellement courte. Suivant ces auteurs, dont on ne peut suspecter ni la bonne foi, ni le talent d'observation, quelques mois de gymnastique spéciale ont suffi à amener ce résultat, et, chose remarquable, toutes les guérisons observées ont été définitives, les malades ont pu, après le traitement, se séparer complètement du bandage.

Mais il convient d'ajouter ici que les cas cités par ces médecins étaient exceptionnels, les personnes guéries se trouvaient dans des conditions exceptionnellement favorables au double point de vue de l'âge du sujet et du degré de la hernie, celle-ci étant dans les différents cas cités de date récente et peu volumineuse. D'ordinaire, la guérison demande beaucoup plus de temps, elle exige, selon nous, trop de temps ; c'est ce qui fait que cette méthode, la seule pourtant qu'on puisse qualifier de rationnelle, ne soit pas entrée davantage dans la pratique.

Mais la guérison n'est si longue à venir — d'après Schreber il faut de huit à dix mois — que parce que les médecins, trop peu nombreux, qui se sont occupés de traiter la hernie par les agents physiques n'ont employé les uns que la gymnastique, les autres que l'hydrothérapie ; ils se sont cantonnés exclusivement dans leur spécialité au lieu de faire concourir au même but tous les moyens que la nature met à notre disposition. Car, outre la gymnastique et l'hydrothérapie, il existe plusieurs procédés d'une efficacité certaine et dont l'emploi est tout indiqué dans le traitement de la hernie. Dix années d'observations et d'étude, tant en Allemagne qu'en France, nous ont mis à même, tout en perfectionnant et, dans certains cas, en modifiant du tout au tout la technique gymnique de Schreber et Nitzsche, et hydrothérapique de Rikli, en créant des appareils spéciaux pour des mouvements nouveaux, d'abréger, très souvent de plus de moitié, la durée du traitement. Ainsi dans le traitement gymnique, ce que je considère comme le mouvement spécifique n'était pas connu des auteurs que je viens de citer. Aux applications hydriatiques employées jusqu'ici, j'ai ajouté la vapeur d'eau, le bain de soleil, et, quelquefois, selon l'état général momentané du malade, la forme excitante de l'hydrothérapie de Priessnitz.

*
* *

En France, à part quelques louables tentatives, nous sommes restés jusqu'ici trop en dehors du mouvement colossal de réforme thérapeutique qui s'étend autour de nous, mais plus particulièrement en Allemagne et en Autriche, mouvement qui a pour but de nous faire sortir du domaine trop étroit de la chimie pour nous rapprocher de la nature.

Dans cet ordre d'idées, les travaux du docteur F. Lagrange ont mis en lumière, ces dernières années auprès du grand public, les avantages hygiéniques et thérapeutiques du travail musculaire systématisé. Ces ouvrages pourront être le point de départ d'une ère nouvelle dans l'histoire de la thérapeutique dans notre pays.

L'hydrothérapie a trouvé en M. Lefèvre, du Havre, un défenseur convaincu et qui est, à la fois, physiologiste exact et écrivain de talent.

En ce qui concerne spécialement la hernie, une de nos célébrités médicales, le docteur Lucas-Championnière, a rompu avec la vieille routine en préconisant l'usage de la bicyclette pour obtenir la guérison de la hernie, alors que jusqu'ici on semblait devoir tout attendre du repos et du bandage ou de l'opération. C'est un grand pas en avant. Certes, il y aurait beaucoup à dire sur l'emploi de la bicyclette comme traitement de la hernie. Nous nous bornerons à cette constatation que le mouvement de pédaler n'agit *directement* que sur les extenseurs des membres inférieurs(1). La région intéressée à la hernie ne bénéficie donc que des effets généraux de l'exercice, dans la même mesure que les autres régions du corps et il ne peut être question ici d'une action spécifique sur les anneaux ou sur une partie quelconque de la paroi abdominale. Cette action spécifique ne peut être obtenue que par des mouvements spéciaux à exécuter, la plupart, dans le décubitus dorsal. D'ailleurs la bicyclette, comme tout exercice violent, y compris la gymnastique classique, peut occasionner la hernie (2) et nous avons eu connaissance, il y a quelques années, de deux hernies qui se sont produites à bicyclette.

Il est donc permis de croire que le cas de guérison cité par le docteur Lenoir, de Tunis, est un de ces cas, plus nombreux qu'on ne le pense, qui ne demandent qu'à guérir spontanément, pour peu qu'on n'enraye pas l'effort

---

(1) Docteur Mendelsohn, Berlin.

(2) Docteur Mendelsohn, rapport à l'Académie de Médecine de Berlin.

curatif de l'organisme. Le mouvement de pédaler a empêché ici l'atrophie et la paralysie musculaire consécutive à la pression du bandage, laquelle atrophie est, quelquefois, le seul obstacle à la cure spontanée.

Quoi qu'il en soit, l'observation de M. Lenoir et la communication de M. Lucas-Championnière n'en auront pas moins eu le mérite, très considérable dans un pays de routine comme le nôtre, de faire entrevoir au public la possibilité du traitement gymnique de la hernie.

C'est un progrès dont tout l'honneur revient au distingué chirurgien de l'Hôtel-Dieu.

Des causes de la hernie
et mécanisme de la cure radicale.

Dans l'étude magistrale de Le Dentu (1), nous trouvons la définition suivante de la hernie : « La hernie est le résultat de la contraction des muscles abdominaux agissant sur un point faible. » Pour être à la portée de tout le monde, je compléterai cette définition et je dirai : La hernie est le résultat de la contraction des muscles abdominaux agissant sur un point faible, qui cède et livre passage au dehors à une partie de l'intestin ou de l'épiploon, parfois des deux, coiffés du péritoine.

La production de la hernie reconnaît donc deux causes principales : d'un côté, la contraction musculaire, c'est-à-dire l'effort produit, soit par l'accomplissement d'un acte physiologique, tel que la toux, l'éternuement, le moucher, les cris chez l'enfant, etc., soit par un travail musculaire quelconque exécuté dans une position défavorable ou exigeant un effort très grand.

Le second élément indispensable à la production de la hernie, le plus important, celui qui nous intéresse le plus particulièrement, est le point faible. Le point faible, c'est-à-dire la faiblesse congénitale ou acquise, relâchement, affaiblissement des muscles de certains points de la paroi abdominale, n'est pas, à vrai dire, la cause déterminante, initiale — celle-ci étant toujours l'effort — mais elle n'en est pas moins l'élément principal vers lequel doivent tendre tous les moyens thérapeutiques dès qu'on a en vue la cure radicale. En effet, faites disparaître ces points faibles et l'effort le plus violent ne parviendra pas à refouler l'anse intestinale hors de la cavité abdominale.

Les causes de la hernie peuvent donc être ramenées à

____

(1) Nouv. Dict. méd. et chir.

un élément unique : la prédisposition à cette infirmité par suite de faiblesse congénitale ou acquise des muscles abdominaux.

Voyons maintenant comment s'opère la guérison, et commençons par examiner ce qui se passe chez l'enfant.

Tout le monde sait que chez les sujets encore jeunes, la hernie guérit souvent spontanément quand des soins maladroits ne viennent pas entraver la guérison; mais on ignore généralement de quelle façon s'opère cette guérison. Pour en bien faire comprendre le mécanisme, nous prendrons un exemple d'observation courante tiré de l'arboriculture.

Si l'on fait une entaille au moyen d'un instrument quelconque dans l'écorce d'un jeune arbre, et si même on enlève une petite portion de l'écorce, de façon à mettre à nu la tige ligneuse, on constate, au bout de quelque temps, quand l'arbre s'est développé, que l'entaille ou l'endroit écorcé a disparu pour faire place à une cicatrice solide, dont les bords adhèrent fortement l'un à l'autre. En croissant, l'écorce entaillée, favorisée par une poussée plus abondante de sève, s'est allongée pour protéger la partie du bois mise à nu, a grossi, et, après un espace de temps en rapport avec la croissance plus ou moins rapide du sujet, la blessure de l'arbre est complètement guérie. Et non seulement la perte de substance, c'est-à-dire la portion d'écorce enlevée, est remplacée par une formation nouvelle, mais on remarque qu'à cet endroit l'écorce est plus épaisse, plus forte qu'ailleurs, et forme une proéminence très marquée.

La guérison de la hernie chez l'enfant ou le jeune homme dont la croissance n'est pas achevée s'opère de la même façon. La partie du muscle (anneau) qui a laissé passer l'intestin par suite de la distension lente ou brusque des fibres musculaires, grossit par la croissance naturelle du corps et les bords de l'anneau finissent par s'accoler, et ferment l'orifice herniaire.

Chez l'adulte, c'est-à-dire le sujet qui a atteint tout son développement, la nature seule ne suffit plus à la besogne; le moment est venu alors de lui prêter aide, non seulement d'une façon passive en contenant la hernie au moyen d'un appareil quelconque, mais surtout, si je puis m'exprimer ainsi, en provoquant artificiellement une nouvelle croissance. Cette croissance momentanée, localisée à la région malade, s'obtient au moyen d'exercices choisis et gradués avec le plus grand soin, et appliqués selon l'âge, le tempérament et l'état actuel de nutrition du malade.

Dans les hernies récentes, plus rarement dans les anciennes, la guérison s'obtient parfois, à l'exclusion de la gymnastique, au moyen d'une certaine forme de massage combinée à l'hydrothérapie. D'autres fois, les applications hydriatiques suffisent à elles seules à amener la guérison. Mais, dans tous les cas, la guérison est certaine si le traitement est appliqué dans tout son ensemble avec énergie et persévérance, si la hernie n'est pas une éventration et si le hernieux conserve un minimum de vitalité.

Cette méthode s'applique aux hernieux quels qu'ils soient; hommes, femmes et enfants, à toutes les variétés de hernies et, en dehors de son action spéciale sur cette infirmité, le traitement ne peut être que profitable à la santé générale.

Selon l'âge du sujet, le volume et l'âge de la hernie, la durée du traitement varie de un à quatre mois. Dans la généralité des cas, trois à quatre séances par semaine, d'une durée de quinze à vingt minutes chacune suffiront, le reste peut se faire chez soi, selon les commodités de chacun.

Ce traitement se fait sans rien changer à ses habitudes, ni à ses occupations ; un repos prolongé, comme dans l'opération, par exemple, n'est pas nécessaire. Le malade conserve toute sa liberté d'action pendant toute la durée du traitement.

Du bandage et de ses inconvénients.

Après avoir dit ce que je pensais du bandage au point
de vue de la guérison de la hernie, je tiens à signaler
ici une série d'accidents, bénins ou graves, selon les
circonstances, dont le port d'un appareil herniaire est
la cause évidente, quoique indirecte. Ces accidents, soit
qu'on les ait attribués à d'autres causes, soit qu'ils aient
échappé à l'observation, n'ont pas été signalés jusqu'à
présent par les écrivains qui ont traité ce sujet, du
moins, je n'en ai pas trouvé de trace dans la littérature
médicale. Je veux parler des affections consécutives à
la compression, plus ou moins forte et prolongée, de
l'artère fémorale par la pelote du bandage.

En effet, dans la hernie inguinale et crurale, la pelote
— les deux si le bandage est double — vient s'appliquer
directement sur le tronc principal de l'artère chargée
de distribuer le liquide sanguin aux extrémités infé-
rieures. L'artère étant ainsi comprimée, aplatie entre
la pelote et les muscles profonds du bassin ou de la
jambe, il en résulte, selon que le ressort du bandage
est plus ou moins fort, un ralentissement plus ou moins
sensible de la circulation artérielle dans la direction de
la jambe. On conçoit aisément les conséquences fâ-
cheuses que peut avoir cet arrêt partiel de la circulation, particulièrement chez les personnes qui mènent
une vie sédentaire, dont les occupations habituelles
exigent la station assise prolongée et qui, par consé-
quent, sont déjà sujettes aux affections nombreuses qui
reconnaissent pour cause une circulation anormale ou
incomplète. Une foule de maladies ou de malaises ont
leur point de départ dans ce défaut tout mécanique du
mouvement sanguin et nous avons pu, maintes fois,
constater, chez les personnes portant un bandage, un
froid aux pieds intense et rebelle à tous les moyens

employés pour le combattre, des hémorroïdes, des varices, des fluxions de toutes sortes, des affections inflammatoires et des engorgements des organes de la respiration et de la digestion et, surtout, des maux de tête opiniâtres et d'une fréquence inquiétante.

Tous ces symptômes disparaissent, en général, spontanément ou cèdent facilement à un traitement dérivatif, après que le malade a cessé de porter l'appareil herniaire. Mais, qui oserait prétendre que ces symptômes, bénins en eux-mêmes, tant que les organes demeurent indemnes, ne puissent devenir, dans le cas d'un processus congestif ou inflammatoire de ces mêmes organes, un facteur de complications redoutables ?

Mais là ne se bornent pas les inconvénients et les méfaits du bandage ; ce que nous avons encore à lui reprocher est tout aussi grave.

Nous avons vu, dans le chapitre précédent, que la cure radicale de la hernie est subordonnée à l'état de contractibilité, à l'élasticité normale des muscles et des tissus environnant la porte herniaire. Or, le bandage, par suite de la pression continue qu'il exerce sur ces tissus, en suspend la nutrition et la fonction et amène infailliblement, au bout d'un certain temps, l'atrophie et la paralysie du muscle.

Nous pensons donc, non sans raison, qu'à part le traitement palliatif, c'est-à-dire la contention pure et simple de la hernie, le bandage tel qu'il existe actuellement est plutôt nuisible qu'utile dès qu'on a en vue la guérison radicale, et nous sommes fondé à croire que les quelques guérisons attribuées par les auteurs uniquement au port d'un bandage, se sont produites non par le bandage, mais malgré lui. Et ici nous avons en vue aussi bien les appareils ordinaires que ceux dont les pelotes renferment des substances médicamenteuses ; nous avons pu constater souvent le résultat parfaitement nul qu'on obtient avec ces appareils quels qu'ils soient.

Il résulte également de ce qui précède le danger auquel on s'expose de se voir possesseur d'une seconde hernie en achetant un appareil double alors que la hernie est simple. Partant du principe, nullement justifié d'ailleurs, que là où il y a une hernie il doit fatalement s'en produire une seconde de l'autre côté, on se munit d'un bandage double, lequel se charge, il est vrai, presque toujours, par le mécanisme que nous venons de décrire, de donner raison au principe qu'on invoque.

Hygiène préventive.

Il a été apporté, ces dernières années, de réelles améliorations aussi bien aux modèles de bandage qu'à la technique opératoire de la chirurgie herniaire ; de part et d'autre on est bien près d'avoir atteint le maximum de perfections réalisables et pourtant plus nous allons, plus le nombre des hernieux augmente. Pour se convaincre de la réalité de ce fait il suffit, à défaut d'une statistique récente, de compter autour de soi les hernieux que chacun de nous connaît : le nombre en est effrayant.

Qu'est-ce que cela prouve ? Sinon que l'opération, pas plus que le bandage, ne sont susceptibles d'attaquer le mal à sa source, c'est-à-dire de donner à la paroi abdominale la résistance qui lui manque. Atrophiés d'une part faute d'un exercice rationnel suffisamment répété, les tissus composant cette malheureuse paroi ne sauraient résister longtemps à l'action paralysante de la compression continue par le bandage. Ajoutez à cela l'action de l'hérédité qui, de faiblesse acquise chez les parents, se transmet en faiblesse congénitale chez l'enfant et vous aurez la seule explication vraie de l'accroissement de génération en génération, progressif, du nombre des hernieux.

Le rôle de l'hygiène, ici d'accord avec la thérapeutique, est de rendre aux muscles abdominaux leur élasticité et leur contractibilité perdues.

Et puisque les exercices physiques sont dès à présent entrés dans nos mœurs, faisons faire à nos enfants, filles et garçons, autant aux filles qu'aux garçons, des exercices dont ils puissent réellement tirer profit au point de vue de la santé, et non pas seulement des mouvements de bras et de jambes ne visant que le développement de l'adresse et du muscle dont la plupart du temps ils n'ont que faire. Ce qui nous manque le plus ce n'est pas la force musculaire, c'est la force de résistance.

Que les parents, surtout ceux qui sont eux-mêmes porteurs d'une hernie, fassent examiner par un médecin la paroi de leurs enfants ; s'il existe un point faible, un traitement préventif de un à deux mois évitera un accident toujours possible chez les sujets prédisposés.

Chez la jeune fille, le traitement préventif de la hernie, c'est-à-dire le développement rationnel de la région du bassin, de sa paroi, de ses organes et de leurs ligaments, qui en est la conséquence, éviterait à la femme et surtout à la mère le cortège douloureux des affections qu'on a appelées *maladies des femmes*. Un des maîtres les plus connus de la gymnastique suédoise de Ling, Thure Brandt, dont nous avons suivi les cours en Allemagne, et après lui, Maria Voigt, ont prouvé par des résultats souvent merveilleux que l'action des agents physiques employés avec science et conscience est souveraine dans les affections de l'utérus et de ses annexes.

Une once de prophylaxie vaut mieux qu'un quintal de thérapeutique. Cet axiome qui renferme en lui la médecine de demain est doublement vrai dans le cas qui nous occupe. Tant que la hernie n'est pas encore faite ou s'il n'y a qu'une pointe de hernie, rien n'est plus facile que de l'arrêter.

Appliquons donc le traitement préventif partout où il y a faiblesse de la paroi et c'est ainsi que, après quelques générations, la hernie, si nous le voulons, aura rejoint les maladies que les progrès de l'hygiène ont fait disparaître du cadre nosologique.

THIBAULT-RIOTTE.

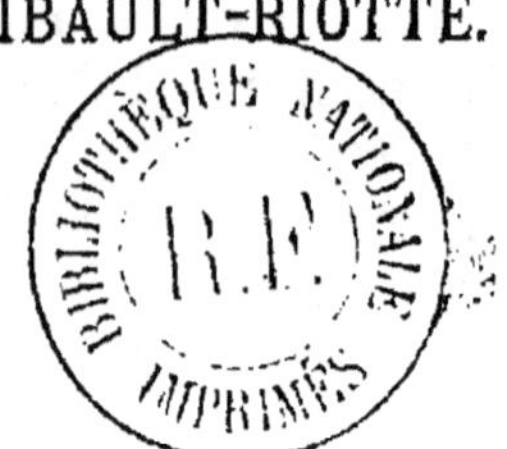

Paris, Octobre 1899.

10, rue de Florence.

225. — PARIS. — IMP. P. DUBREUIL, 18, RUE CLAUZEL. TÉLÉPH. 108-61.

LE GAULOIS

E SEUL APPAREIL FRANÇAIS

de gymnastique hygiénique et médicale

SANS CAOUTCHOUC, GRADUÉ & PORTATIF

NNANT A TOUS, ENFANTS & ADULTES, UN DÉVELOPPEMENT RATIONNEL

Avec 10 minutes d'exercices par jour

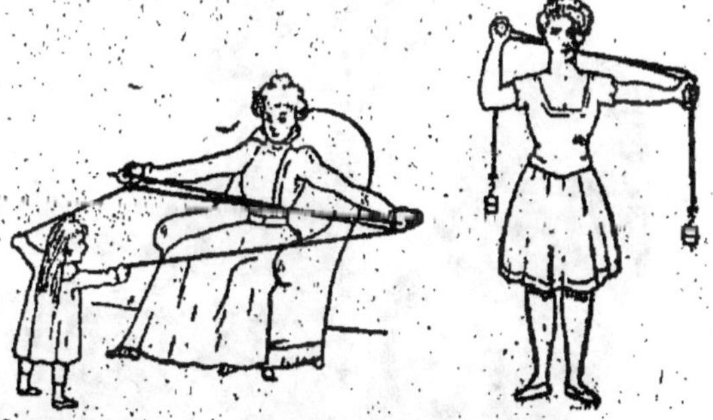

CET APPAREIL EST UNIQUE

POUR LE

DÉVELOPPEMENT DE LA POITRINE

Diamètres thoraciques et capacité vitale)

EN VENTE PARTOUT

hez les Marchands de bicyclettes, de jouets

et d'appareils de gymnastique.

ANDER LE PROSPECTUS, 10, rue de Florence, Paris

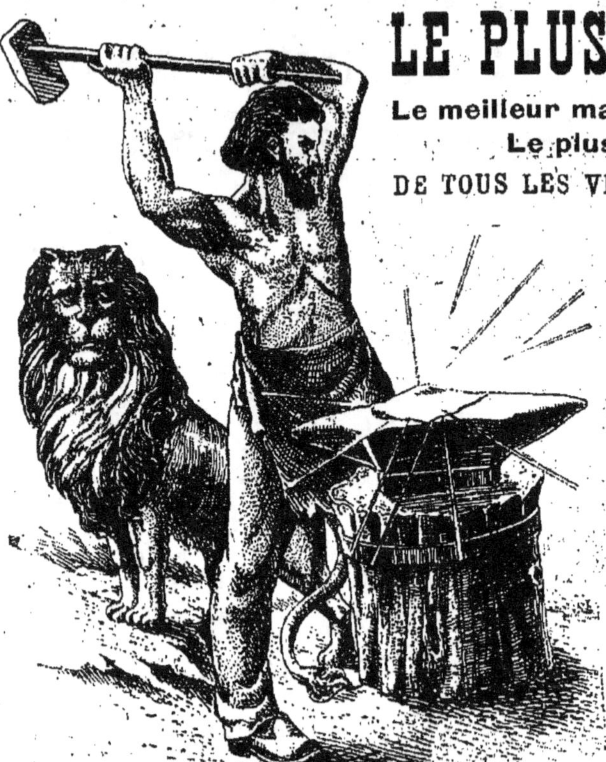
FORCE ★ SANTÉ ★ VIGUEUR
obtenues rapidement par le
VIN DU DOCTEUR JHAMES
aux Glycérophosphate de Chaux, Maté Cacao,
Coca Kola, Peptone, Quinium et Solution iodotanniqu

LE PLUS
RECONSTITUAN
FORTIFIANT
NOURRISSANT
TONIQUE

Le meilleur marché
Le plus agréable à boir
DE TOUS LES VINS MÉDICINAUX.

est le meilleur répar
teur des forces ch
les neurasthéniqu
et les convalescen
D'un effet rapide
certain contre l'an
mie, la chlorose,
cachexies diverses
fractures, les pertes
tous genres, la phtis
à tous degrés, le r
chitisme, la tuberc
lose, etc.

Prix du flacon de 1 lit. 6
— 1,2 3

RECONSTITUOL GRANUL
du Docteur JHAMES

Préparation scientifique contenant sous un petit volume tous les princip
actifs contenus dans le vin.

Prix du Flacon : 4 fr. 50

VENTE EN GROS { Société FRANCO-AMÉRICAINE, 48bis, rue Lafayette, Pa
En Amérique : Pharmacie LEGOLL, 286, 7th, Av., New-Yo

DÉTAIL : Pharmacie COMMERCIALE, 25 et 27, rue Drouot, Pa